SYNDICAT MÉDICAL DE L'ARRONDISSEMENT DE VERSAILLES

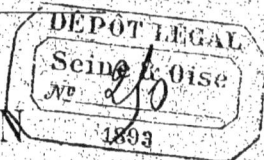

PROJET D'ORGANISATION

DE

L'INSPECTION MÉDICALE SCOLAIRE

EN SEINE-ET-OISE

RAPPORT ADRESSÉ AU SYNDICAT

PAR

Le Dr JEANNE

(Séance du 29 Juin 1893)

MEULAN
IMPRIMERIE FIRMIN ROGER
1, RUE DU FORT, 1
1893

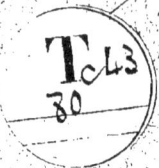

SYNDICAT MÉDICAL DE L'ARRONDISSEMENT DE VERSAILLES

PROJET D'ORGANISATION

DE

L'INSPECTION MÉDICALE SCOLAIRE

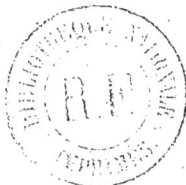

EN SEINE-ET-OISE

RAPPORT ADRESSÉ AU SYNDICAT

PAR

Le Dr JEANNE

(Séance du 29 Juin 1893)

MEULAN

IMPRIMERIE FIRMIN ROGER

1, RUE DU FORT, 1

1893

Mes chers Collègues,

Etonnés comme moi de ne pas voir appliquée en Seine-et-Oise cette sage et utile mesure qui s'appelle l'Inspection médicale des écoles, *vous m'avez chargé d'étudier dans un rapport à notre Syndicat médical, un projet d'organisation de ce service.*

C'est ce rapport que je vous présente aujourd'hui. Si imparfait qu'il m'apparaisse, je crois qu'il peut servir de point de départ aux propositions que nous comptons faire à l'Administration départementale.

J'espère d'ailleurs avoir été le fidèle interprète de vos vues et de vos intentions en cette question d'hygiène. Mais je n'en fais pas moins un pressant appel à vos critiques, car, dans un travail de ce genre, le mieux n'est pas l'ennemi du bien.

Meulan, *29 Juin 1893.*

Dr JEANNE.

HYGIÈNE SCOLAIRE
ET
INSPECTION MÉDICALE DES ÉCOLES

I. — HISTORIQUE DE LA QUESTION

Ce sera l'éternel honneur de la République d'avoir décrété le principe de l'instruction obligatoire, et fait élever partout, dans les villes comme dans les hameaux, des bâtiments scolaires dignes d'une démocratie sage et éclairée.

En Seine-et-Oise, autant et plus qu'ailleurs, de gros sacrifices budgétaires ont été consentis par le département et les communes pour remplir cette partie importante du programme républicain. On a voulu que l'école fût ouverte à tous, et que l'enfant ne lui trouvât plus cet air de prison qu'offrait souvent la masure délabrée où il recevait autrefois l'instruction primaire. Grande, bien située dans le calme et le grand air, convenablement chauffée et ventilée, pourvue d'un éclairage méthodiquement calculé, scientifiquement meublée, l'école de construction nouvelle ne s'ouvre plus qu'après avoir obtenu le *satisfecit d'un Conseil d'hygiène*. Nous ne pouvons qu'applaudir devant ces sages précautions.

Hâtons-nous cependant de reconnaître qu'elles ne suffisent pas à garantir la salubrité des locaux, à partir du jour où ceux-ci sont occupés par nos écoliers. Microbes et germes pathogènes y font leur entrée et s'y installent apportés par les élèves eux-mêmes. Le danger se présente à l'heure où l'école s'ouvre, et par un singulier oubli, il semble que l'hygiène s'en désintéresse maintenant. La santé des enfants n'est plus garantie que par des mesures banales de propreté, des pratiques plus ou moins judicieuses, où les instituteurs témoignent souvent de leur zèle plutôt que de leur compétence.

On s'est préoccupé depuis longtemps de combler cette grosse lacune et d'appeler sur l'école qui abrite l'avenir du pays, la surveillance médicale dont elle ne saurait se passer.

Le 14 novembre 1879, M. J. Ferry, ministre de l'instruction publique, adressait en effet aux préfets une circulaire d'où nous extrayons ce qui suit :

« Mon attention a été appelée à plusieurs reprises sur l'utilité qu'il y avait à organiser dans tous les départements un service d'inspection médicale des écoles publiques.

« L'inspection primaire a sans doute le devoir de veiller à ce que les locaux scolaires soient établis dans des conditions satisfaisantes d'hygiène et de salubrité, mais les inspecteurs, quels que soient d'ailleurs leur zèle et leur vigilance, ne possèdent en général que des connaissances médicales imparfaites, et certaines circonstances susceptibles d'influer sur la santé de la population enfantine, peuvent leur échapper. Il m'a donc paru qu'il y a là une lacune à combler, et j'ai cherché les moyens de remédier à un état de chose qui ne peut se prolonger sans inconvénient.

« Le service d'inspection médicale des écoles primaires pourrait être organisé sur les bases suivantes : il y aurait dans chaque canton un ou plusieurs médecins chargés de visiter dans leur tournée de clientèle les écoles publiques au double point de vue de la salubrité des bâtiments et de l'état sanitaire des élèves. Ils auraient pour mission de veiller à ce que les conditions hygiéniques soient exactement remplies, d'adresser aux maîtres et aux familles les conseils opportuns, et de fournir, à l'occasion, des renseignements utiles à l'administration.

« Le service d'inspection médicale que je désire voir fonctionner dans toute la France, existe déjà dans quelques grandes villes, et, en particulier à Paris où il donne d'excellents résultats... Je me plais à penser que ce projet ne rencontrera dans l'application aucune difficulté sérieuse. Les hommes de bonne volonté ne manqueront certainement pas pour remplir ces fonctions de haute confiance pour lesquelles une légère rétribution pourrait être votée par les communes intéressées.

« Je ne doute pas, Monsieur le Préfet, qu'en faisant appel au dévouement du corps médical toujours prêt chez nous à servir la chose publique, vous ne trouviez dans votre département le nombre de médecins nécessaire à l'organisation d'un service qui est digne de toute votre sollicitude.

« Vous voudrez bien me faire connaître les mesures que vous aurez cru pouvoir prendre pour en assurer l'exécution. »

Comment se fait-il que plus de dix ans après cette circulaire, le plus grand nombre des départements ait négligé de s'y conformer ? Nous tâcherons de l'expliquer plus tard. En tous cas, il ne s'agissait là que d'une circulaire, œuvre personnelle et passagère dont l'utilité pouvait rester jusqu'à un certain point discutable.

Mais ce qui porte l'étonnement à son comble, c'est ce qui suit.

Le principe de l'inspection sanitaire des écoles a été inscrit dans la LOI d'octobre 1886 qui veut que dans chaque commune ce service d'hygiène soit installé.

Le décret du 18 janvier 1887 précise même que les médecins-inspecteurs communaux ou départementaux n'auront entrée dans les écoles qu'après avoir été agréés par le préfet, que leur inspection ne pourra porter que sur la santé des enfants, la salubrité des locaux et l'observation des règles de l'hygiène scolaire.

Et quand on voit les congrès d'hygiène (Vienne 1887, Paris 1889, Londres 1891) approuver hautement ces mesures, on est tout stupéfait d'apprendre en l'an de grâce 1893 que plus de la moitié de la France et le département de Seine-et-Oise en particulier, ne les ont pas appliquées.

Vous le voyez, mes chers collègues, nous ne sommes pas des novateurs quand nous demandons l'organisation en Seine-et-Oise de l'inspection médicale des écoles primaires : nous signalons seulement un oubli des plus regrettables.

Mais s'agit-il d'un oubli ?

Il serait peut-être plus juste de croire que des difficultés pratiques ont empêché l'application de la mesure proposée, ou bien qu'elle est tombée en désuétude par un vice dans son fonctionnement. Cette idée m'est suggérée par la constatation suivante. Le service dont nous parlons existe dans beaucoup de grosses communes du département, Rueil, Sèvres par exemple ; d'autres localités l'ont eu, et il n'y existe plus, au moins en pratique, par exemple Triel ; certaines, enfin, semblent n'en avoir jamais entendu parler, et de ce nombre sont des chefs-lieux de canton comme Meulan. — D'où je conclus qu'on a dû s'en rapporter, dans le système qui a peut-être été essayé, à la seule initiative communale.

A cette époque les médecins du département vivaient isolés, sans relations entre eux, sans rapports suivis avec l'Administration. Comment celle-ci eut-elle pu établir le contrat qui doit la lier avec le corps médical en vue de la création d'un service départemental ? Elle n'avait personne pour l'éclairer, personne qui eut qualité pour s'engager vis-à-vis d'elle au nom des médecins.

Elle a donc dû laisser ce soin aux municipalités. Or, parmi celles-ci, il en est qui savent dépenser intelligemment et en particulier pour l'hygiène, puisque c'est faire un bon placement, mais il en est d'autres qui économisent toujours et quand même, aveuglément, jusqu'au jour où, grisées par la vue de l'or, elles tombent dans la folie de la bâtisse monumentale ou dans d'autres exagérations de ce genre. Puis, on en voit d'indifférentes, d'ignorantes même, en matière d'hygiène surtout. Enfin, et c'est là le point capital, les municipalités changent et se suivent sans se ressembler, la dernière venue démolissant souvent ce qu'avait institué son aînée.

D'autres raisons encore font parfois reculer les communes devant l'établissement du contrôle médical dans les écoles. — L'une consiste dans la peur de sembler porter atteinte à la liberté individuelle (même si c'est la liberté de nuire) par des avertissements ou des exclusions temporaires. Maire ou conseiller municipal, on tient à sa popularité, à sa réélection; par conséquent, on voudrait ne contrarier personne, et on souhaite de ne jamais voter un crédit, à moins que les électeurs ne l'aient ordonné.

Une autre previent de la façon de régler le service médical en cette matière. Au lieu d'y intéresser la plupart des médecins de la localité en les y faisant concourir par un roulement hebdomadaire ou mensuel, de leur donner ainsi à tous le *droit* de remplir ce qu'ils considèrent volontiers comme un *devoir*, de grouper en un mot le plus possible les bonnes volontés, que fait-on trop souvent? On choisit un seul médecin. — Pourquoi? — Parce qu'il s'est révélé hygiéniste? — Parce qu'il possède seul le tact nécessaire à ces fonctions? Rien de tout cela. C'est qu'il est l'ami du Maire actuel, ou bien qu'il a soumissionné à bas prix (avec l'idée d'en donner pour l'argent), ou bien qu'on veut le fixer dans le pays en lui ouvrant une porte par laquelle il délogera ses confrères, car, devenu fonctionnaire, il va être homme à flatter et à ménager. Sachons dire toute la vérité et reconnaissons que les choses se passent trop souvent ainsi dans les petites localités. Et qu'elles en sont les conséquences? Voici :

Non soutenu par les confrères, mis de côté, critiqué par les familles dont il a mis les bébés en quarantaine, rappelé à l'ordre à cause de ses rigueurs par la municipalité qui l'a choisi, l'inspecteur unique ne tarde pas à fermer les yeux sur les faits qu'il devait observer et signaler, c'est-à-dire à ne plus faire son devoir. Mais comme il reste responsable, si une épidémie arrive, qu'il devait étouffer, on s'en prend à lui avec un touchant ensemble, et soyez certains que la démission ou la révocation ne se feront pas attendre.

Malheusement le service se trouvera presque toujours supprimé du coup, car les candidats à la succession ne se présenteront pas d'eux-mêmes, et après les avoir jadis mis de côté sans motif ou à dessein, on n'osera guère aller leur faire amende honorable et les prier d'accepter en oubliant le passé.

Voilà pourquoi, mes chers collègues, l'idée de s'en rapporter aux communes seules n'a pas permis l'application générale du principe de l'inspection médicale des écoles, quoiqu'il ait été inscrit dans des circulaires ministérielles, des décrets étudiés, et dans la loi elle-même.

Aujourd'hui les conditions sont changées.

Groupés dans nos syndicats pour y travailler en vue des intérêts publics dont la sauvegarde est et sera toujours confiée à notre belle profession, heureux et fiers d'avoir été les collaborateurs appréciés de l'Administration départementale dans l'organisation de l'assistance publique de nos campagnes, édifiés par les preuves de sagesse et de bienveillance que nous a données cette Adminis-tration, nous allons au-devant d'elle en lui demandant de mettre à l'étude avec nous un système qui permette la mise en pratique dans toutes les localités de l'inspection médicale scolaire. La chose est facile, à condition de se placer de suite au dessus des misérables questions personnelles et locales, et de s'entourer de toutes les précautions voulues pour enlever à la mesure proposée ses petites allures de tracasserie et d'inquisition policière.

Nous dirons plus loin et très complètement, sur quelles bases nous voyons le projet parfaitement réalisable. Mais il nous tarde de montrer d'abord l'importance hygiénique de l'inspection des écoles, les résultats qu'elle peut donner dans la protection de la santé publique, les preuves qu'elle a fournies de son utilité, là où un terrain d'expériences lui a été offert.

II. — MOTIFS GÉNÉRAUX D'URGENCE D'ORGANISER L'INSPECTION MÉDICALE SCOLAIRE

L'école est une habitation collective et de ce fait elle participe-rait de suite, si l'on n'y veillait, à toutes les conditions spéciales d'insalubrité inhérentes à l'encombrement. Donc, à cet égard déjà, nous lui devons une sollicitude particulière comme aux casernes, prisons, etc...

Mais si l'on songe à l'extrême impressionabilité de l'écolier pour les atteintes pathologiques, si l'on réfléchit qu'il représente ce sol vierge si recherché des microbes, si facile à ensemencer et si prompt à fournir sa récolte, on comprend qu'une sévère consigne soit donnée à la porte du bâtiment scolaire, afin de n'y jamais laisser pénétrer la graine de maladie.

Une autre considération toute d'actualité ne saurait être oubliée par nous. En ce temps de *nations armées*, la France réclame à grands cris des soldats et des soldats vigoureux. Et qui ne voit que toutes les institutions créées en vue de la protection et de la santé de l'enfance, envisagent ce but éminemment patriotique, cherchant d'abord à diminuer la mortalité et favorisant ensuite le développement de la jeune génération? L'école qui abrite à cette heure les troupes de première ligne des luttes futures, réclame à ce titre toute la vigilance de ceux qui ont charge d'existences à protéger.

Faut-il ajouter maintenant que *toute loi sur la protection de la santé publique* risque de rester sans effet si l'on néglige de surveiller la salubrité scolaire? C'est de toute évidence, car personne n'ignore que l'école est le foyer de propagation le plus actif des maladies contagieuses, fléaux que les hygiénistes, certains de leur fait, n'hésitent plus à appeler *maladies évitables*.

Enfin, s'il est regrettable que la population soit aussi ignorante qu'elle l'est des *vrais* principes de l'hygiène, n'avons-nous pas dans l'inspection médicale scolaire le moyen le plus puissant d'enseignement? Ces visites périodiques seront pour la jeune génération de véritables leçons pratiques. Elle y apprendra ce que peut pour la santé cette propreté minutieuse que nous prêchons; elle y verra les maux causés par d'antiques préjugés; elle appréciera les services que nous rendent l'isolement, l'antisepsie, la désinfection, etc... et plus tard nous fournira une pépinière d'auxiliaires utiles qui prendra la place dans les municipalités de ces adversaires ignorants et entêtés dont la résistance actuelle annihile nos plus grands efforts.

Donc, place à l'hygiène dans l'école! Il le faut pour la santé de tous, il le faut pour aider au progrès, il le faut surtout pour la sécurité de la France.

Raisons spéciales en Seine-et-Oise. — Le beau département que nous habitons a de plus des raisons spéciales de ne pas différer davantage l'organisation de l'inspection médicale dans les écoles.

Paris est d'un voisinage agréable mais,.. dangereux. Soucieuse à juste titre de protéger sa population, la grande ville le fait parfois au détriment de ceux qui l'entourent. Les projets d'hôpitaux excentriques, l'éloignement des établissements insalubres, la pollution de la Seine et les remèdes qu'on y opposera, le trop plein de la population pauvre qui se déverse dans un cercle de banlieue dont le diamètre croît sans cesse, le va et vient de plus en plus fréquent entre la capitale et nous, tout cela ne saurait nous laisser dans une sécurité complète. Et plus nous voyons Paris chercher à se protéger, plus nous devons le faire nous-mêmes. Imitons donc son exemple en ce qui concerne l'inspection médicale scolaire. Cette mesure y fut appliquée, il y a quinze ans; elle y donna des résultats merveilleux, comme en témoigne la circulaire ministérielle déjà citée. Ce qui fut excellent là-bas ne saurait être inefficace chez nous.

Et pourquoi d'autre part, sous un régime d'égalité comme le nôtre, verrions-nous dans notre département la population des champs privée d'un bienfait hygiénique que l'on accorde à nos petites villes? Parce qu'elle a négligé de la réclamer, me dira-t-on, ou parce qu'elle a semblé n'y point tenir. — C'est possible, mais l'a-t-on éclairée sur la valeur de ce bienfait? Lui a-t-on fait des avances? A-t-on renouvelé cette douce pression qui avait si bien réussi pour l'organisation régionale de notre Assistance publique? Non. Eh bien, nul doute que si on en appelle aux municipalités mieux informées, leur réponse ne soit favorable, et que tous nos enfants soient assurés de jouir de la même sollicitude.

Telles sont les considérations qui militent en faveur de la création réclamée.

III. — DOMAINE DE CE SERVICE D'HYGIÈNE

Précisons maintenant les services qu'elle est appelée à rendre, en étudiant rapidement son fonctionnement et son champ d'investigation. Celui-ci est beaucoup plus vaste et plus varié qu'on ne pourrait le croire à première vue; car s'il est peu de maladies qui soient uniquement d'origine scolaire, il en est un bon nombre qui par leurs caractères, leur transmissibilité, leur marche, touchent à la salubrité du bâtiment ou à la sécurité de la population, surtout de la population enfantine.

1° Contrôle du bâtiment scolaire au point de vue de la salubrité. — L'examen de l'école elle-même doit-être le premier souci du médecin-inspecteur.

Il se rendra compte de la dimension de la salle de classe et du chiffre d'élèves qu'elle contient. Il en conclura le cube d'air respirable et le carré de surface dévolu à chacun, deux éléments primordiaux de salubrité, car l'enfant qui grandit a une activité respiratoire très étendue, et d'autre part, assis trop à l'étroit il tombe dans les attitudes vicieuses. Il notera en même temps la distance maxima entre l'élève et le maître, entre l'élève et la fenêtre. Ceci est fort important à connaître également : beaucoup d'enfants arrivent à la myopie scolaire pour avoir été soumis à un éclairage trop faible; beaucoup aussi ont une surdité légère due par exemple à la pharyngite chronique, surdité souvent méconnue qui rend inutiles pour eux les démonstrations de l'instituteur s'ils sont trop éloignés de lui.

Le mode de ventilation et de chauffage de la salle de classe, l'emplacement et l'éclairage des tableaux, la proportion entre la taille de l'élève et les dimensions des tables et des bancs, sont également à noter avec soin, pour les mêmes raisons; la vue, l'attitude, le développement sont en effet très facilement et très fâcheusement influencés par le mauvais agencement de ces installations. Aussi les hygiénistes n'ont pas hésité à entrer dans les plus petits détails sur ces questions diverses. Ils ont dit en chiffres précis le cube d'air, le carré d'espace, la hauteur du banc, la hauteur de la table, l'inclinaison de celle-ci par rapport à l'âge et à la taille des élèves. Ils ont indiqué les meilleurs modes de ventilation et de chauffage, le coefficient d'éclairage à obtenir, le côté par lequel il faut faire arriver le jour, la lumière artificielle à préférer, l'attitude détaillée de l'enfant, suivant qu'il doit lire écrire ou écouter. Une telle minutie de leur part prouve l'importance qu'ils attachent avec raison à tout ceci. Le médecin-inspecteur ne saurait donc s'en désintéresser.

Mais si sérieuses que soient ces questions, elles peuvent être résolues dès les premières visites, et si on a le soin de les fixer dans des instructions écrites remises aux directeurs d'école et à leurs adjoints, la surveillance à cet égard serait presque toujours suffisamment faite par eux.

En revanche, certains accessoires de la classe ne doivent jamais manquer de recevoir la visite du médecin.

Le vestiaire, par exemple, est une source de promiscuité des plus dangereuses; celle des coiffures, en particulier, doit être à tout prix évitée. Il faut là un ordre parfait et permanent.

Les cabinets, urinoirs, fosses d'aisances, ne peuvent non plus être laissés de côté par le médecin-inspecteur; il y trouvera toujours quelque chose à signaler, quelques observations à faire.

2° *Surveillance de la santé des élèves.* — Mais après cet examen des bâtiments scolaires, la plus grosse partie de la tâche reste encore à remplir. La santé de chaque enfant doit être étudiée. Déclarée ou encore latente, aucune indisposition ne doit nous échapper; nous sommes là pour prévenir le danger, avertir l'autorité et les familles en temps opportun.

Veut-on avoir une idée des maladies que nous aurons surtout à signaler et qui intéressent la salubrité de l'école ou la santé de l'élève?

Il n'est pas inutile d'en parler assez longuement, car trop peu de personnes connaissent l'étendue de ce mal et la puissance du remède en cette matière.

Myopie scolaire. — La myopie, si fréquente aujourd'hui, est le résultat des efforts prolongés d'accomodation de l'œil accomplis par l'écolier. Les oculistes de tous les pays sont arrivés après de minutieuses recherches à reconnaître : 1° que l'enfant ne naît pas myope; 2° que même s'il y a prédisposition héréditaire, l'infirmité ne se montre pas avant l'âge scolaire ; 3° qu'elle s'accentue de plus en plus à mesure que l'écolier prolonge son séjour sur les bancs ; 4° qu'elle atteint son maximum de fréquence et de gravité dans les classes les plus instruites, au point de fournir le chiffre de 40 0/0 chez les jeunes gens qui sortent de l'enseignement secondaire.

Si l'on réfléchit que ces derniers sont la pépinière de nos officiers de terre et de mer ; si l'on songe à l'utilité d'une bonne vue pour le tir, le service d'éclaireur dans l'armée, pour la perception des signaux, des écueils, etc., dans la marine, pour la vision nette et l'interprétation des signaux sur les voies ferrées, on est frappé de l'importance qu'il y a lieu d'attacher à la lutte contre cet envahissement de la myopie. C'est une question de sécurité générale.

Et puisque le germe de cette infirmité se contracte à l'école, c'est là qu'il faut l'attaquer.

Comment ?

1° En assurant un éclairage suffisant à chaque élève ; 2° en fournissant à celui-ci des livres dont les caractères soient de dimensions suffisantes ; 3° en développant l'habitude de la grande écriture droite, et proscrivant de plus en plus celle que j'emploie moi-même en vertu d'une vieille coutume ; 4° en défendant toute habitude scolaire de vision, autre que celle de la vision normale à 25 centimètres, et modifiant le mobilier scolaire si c'est lui qui a provoqué cette habitude ; 5° en signalant dès le début les cas naissants de myopie et obligeant alors à l'élève porter des verres concaves choisis par le médecin ; 6° et surtout en défendant les séances d'étude trop prolongées.

Et comme il y a, dans l'application de ces mesures, à concilier les intérêts de l'enseignement et ceux de l'hygiène, tous deux bien appréciés du médecin, nul n'est plus apte que lui à déterminer le terrain des transactions.

Autres affections des yeux. — On rencontre trop souvent aussi dans les classes des conjonctivites granuleuses, des blépharites parasitaires, qui ne manquent pas d'une certaine puissance de contagion, et qui, faute de soins, se prolongent parfois très longtemps. Le mouchoir de poche qui a servi à essuyer l'œil malade et que l'enfant prête volontiers à son voisin est l'agent habituel de transmission. Il faut donc empêcher encore cette promiscuité.

De même, les taies de la cornée si fréquentes chez les enfants lymphatiques des villes, conduisent l'écolier à des déformations par attitudes vicieuses, si on lui ménage trop la lumière.

Affection de l'oreille. — Le docteur Gellé a trouvé que 20 0/0 des enfants examinés avaient l'ouie assez obtuse pour ne pas entendre l'instituteur s'il est éloigné de 5 ou 6 mètres d'eux. Sujets aux angines, au catarrhe nasopharyngien, aux grosses amygdales, ils ont une demi surdité réelle qui les fait paraître distraits et attire sur eux des punitions injustes. Il faut donc

reconnaître ces cancres d'origine auditive ou nasale et les rappro-
cher du tableau et du maître.

Cette demi surdité passagère s'observe particulièrement chez
les filles de 12 à 14 ans.

Affections de la bouche. — On estime à 75 0/0 le nombre
des enfants qui ont de mauvaises dents. Beaucoup en souffrent t
de ce fait sont incapables de travailler en classe. Combien la visite
du médecin, ses conseils aux familles et aux élèves pourraient
être utiles de ce côté !

Maladies de surmenage. — Je me bornerai à signaler les
méfaits du surmenage, épistaxis, migraines, chlorose, etc. La
multiplicité des examens et concours, la surcharge des program-
mes sont ici les grands coupables et nous obligent à des conces-
sions. Mais que de méningites tuberculeuses, que de phthisies
diverses sont la première récompense de ces épreuves, et seraient
peut-être évitées par le flair du médecin inspecteur !

Maladies parasitaires. — La phthiriase (poux), la gale,
l'impétigo de la face et du cuir chevelu, les dartres, la teigne
tonsurante, la pelade, méritent une chasse constante dans nos
établissements scolaires. Tout cela s'y dissimule sous des noms
et des euphémismes (gourme, humeur en mouvement etc.) qui
appellent à tort l'indulgence et la complicité des instituteurs. Le
médecin seul, la loupe en main, a qualité pour en faire le
diagnostic et provoquer l'éloignement de l'enfant jusqu'à guérison.

Maladies dont l'école est un grand foyer de propagation.
— Il nous reste à parler des affections qui, nées ou apportées à
l'école, y trouvent un centre de diffusion très favorable, et mena-
çent ensuite toute la population d'une localité, si on ne s'oppose
pas dès le début à leur marche. C'est par ce côté surtout que
l'inspection médicale scolaire apparaît comme une indispensable
garantie de la santé publique. Chacune des maladies en question
a des symptômes de début, d'incubation, que le médecin seul
connaît : chacune a sa marche, ses caractères, son mode de
transmissibilité. Tous ces éléments doivent entrer en ligne de
compte quand il s'agit d'édicter des mesures de préservation
appropriées à la circonstance.

La *variole* doit être prévenue par la vaccination et la revacci-
nation obligatoires ; on s'étonne même que cette maladie ne soit

pas reléguée au rang des souvenirs historiques. Par malheur, nous n'en sommes pas encore là et force nous est de parler toujours d'elle. L'élève qui en est atteint doit être exclu de l'école. isolé dans sa famille ; il ne sera réadmis qu'après 40 jours, sur certificat du médecin traitant, attestant que l'enfant a été baigné plusieurs fois, après la chute des croûtes, et que ses vêtements ont été soumis à la désinfection.

La *scarlatine* exige les mêmes précautions.

La *rougeole* ne demande qu'un isolement de 25 jours, mais comme son maximum de contagiosité correspond à sa période initiale, il importe de la reconnaître tout à fait au début.

La *varicelle* et les *oreillons* n'exigent également qu'une exclusion de 20 jours.

Pour la *coqueluche* l'enfant ne saurait être réadmis sans un intervalle d'un mois après la disparition des quintes.

Même délai en ce qui concerne le *croup* ou *l'angine couenneuse diphtérique*, la *fièvre typhoïde*, *l'érysipèle*, et toujours après certificat de désinfection.

Si la population scolaire n'a pu être préservée à temps et que plusieurs cas se succèdent rapidement, il ne faut pas hésiter à fermer les classes, Les locaux seront alors soigneusement désinfectés et la réouverture ne sera autorisée qu'après un laps de temps, variable suivant la nature de l'épidémie, mais compris entre 12 jours (scarlatine) et 25 jours (oreillons).

IV. — RÉSULTATS STATISTIQUES
DE L'INSPECTION MÉDICALE SCOLAIRE

Vous me pardonnerez, mes chers confrères, ce petit cours d'hygiène scolaire. J'avais à prouver que le rôle du médecin inspecteur est très complexe et très utile ; je ne pouvais le faire que par un aperçu de ce service.

Il ne me reste plus, afin de convaincre les plus incrédules qu'à dire les résultats hygiéniques obtenus dans les localités où a été mise en pratique l'inspection médicale des écoles.

Entre les statistiques nous n'avons que l'embarras du choix. Nous choisirons celle du Havre parce qu'elle porte sur le chiffre respectable de dix ans qu'on ne rencontre pas dans les autres. Et voici ce que nous y trouvons émanant de la plume des docteurs Gibert et Launay :

« Le service de l'inspection scolaire s'est fait depuis 10 ans avec une grande régularité. Les rapports des médecins et le chiffre des enfants éloignés de l'école, ont passé régulièrement sous les yeux de la commission d'hygiène. Sans entrer ici dans des détails inutiles nous pouvons dire de suite que le résultat de cette inspection a été des plus remarquables.

« Les maladies de peau propagées par la contagion, teignes, favus, pelades, herpès circiné, gale, eczéma, impétigo, étaient jadis extrêmement répandus, puisque de 1875 à 1880 le dispensaire spécial de la rue Saint-Quentin y trouvait les 2/3 de ses clients.

« Or aujourd'hui les *quatre cinquièmes* de ces affections rebelles et terribles ont disparu.

« Les décés par rougeole qui étaient de plus de cent en 1880 et en 1881, n'ont été que de 180 pour les huit années suivantes ensemble, c'est-à-dire de 23 par an en moyenne.

« La diphthérie donne une diminution de 50 0[0 dans les décès depuis que l'inspection médicale des écoles et le service de désinfection ont été créés. » (Le Havre 1890).

Voilà, ce nous semble, des faits suffisamment éloquents, que l'on retrouverait dans toutes les villes où le service a été appliqué, et qui sont maintenant nombreuses en France.

Nous ne croyons pas nécessaire d'entasser davantage preuves sur preuves en faveur de l'utilité du service que nous souhaitons de voir installer. Bornons-nous donc à répéter ce mot d'un vulgarisateur des plus distingués : « Si nous faisons de bonne hygiène scolaire, nous ferons de bonne hygiène publique : l'Ecole est l'embryon de la Cité. » (docteur E. Morin).

Et consacrons désormais toute notre attention sur la rédaction du projet d'organisation départementale qui permettrait d'appliquer partout la réforme désirée, mais non sans avoir encore rappelé qu'elle seule, en dehors de toute question hygiénique, peut rendre la vie aux commissions scolaires, dont l'action est nulle à peu près partout, parce qu'elles ne peuvent contrôler les excuses par maladies données sans vergogne pour tous les cas d'absence de la classe.

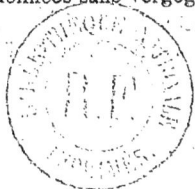

V. — PROJET D'ORGANISATION DE L'INSPECTION MÉDICALE SCOLAIRE DANS LE DÉPARTEMENT DE SEINE-ET-OISE

Nous laissons de côté l'exposé des motifs qui résulte de ce que nous avons écrit ci-dessus, et nous nous bornons à indiquer la rédaction souhaitée des articles dont l'importance nous paraît fondamentale, laissant à l'administration le soin de compléter ce qui manque, et de donner à l'ensemble la forme usitée en ce genre de documents.

ARTICLE PREMIER

En exécution du paragraphe 7 de l'article 9 de la loi du 30 octobre 1886, et des prescriptions du décret du 18 janvier 1887 relatives à l'application de cette loi, il est créé, dans le département de Seine-et-Oise, sur les bases ci-dessous indiquées, un service d'inspection médicale des établissements publics ou *privés* d'enseignement primaire, et des écoles maternelles.

ARTICLE II

Autant que possible, tous les médecins qui résident dans la commune, ou tous ceux qui visitent *habituellement* celle-ci, au cours de leurs tournées de clientèle, seront appelés, s'ils le désirent à participer à ce service, comme ils participent à celui de la médecine gratuite des indigents.

ARTICLE III

Les médecins-inspecteurs, présentés sur une liste par les Maires, dans les conditions indiquées par l'article 2, seront nommés par le Préfet et rétribués par le Département.

ARTICLE IV

Chaque école sera visitée au moins une fois en 10 jours. Dans les communes où le service sera partagé entre plusieurs médecins, il sera fait par roulement suivant un ordre adopté et par décades.

ARTICLES V

En dehors des visites, les directeurs ou directrices d'écoles devront réclamer l'intervention du médecin (toujours celui de la famille, s'il est inspecteur, ce qui sera la règle générale), quand ils se trouveront en présence d'une maladie contagieuse ou de nature au moins suspecte.

Et, dans ce cas, afin d'éviter à la famille une dépense et au médecin un dérangement, l'enfant sera conduit à la consultation du médecin, porteur du billet de l'instituteur ou de l'institutrice.

ARTICLE VI

Après chaque visite, les médecins-inspecteurs constateront dans un rapport les faits qu'ils auront observés ou qui leur auront été signalés, mais seulement en ce qui touche la moralité et l'hygiène, la salubrité des bâtiments scolaires ou la santé des enfants.

Le rapport sera remis à la Mairie, d'où une copie en sera adressée à la Préfecture ou à la Sous-Préfecture.

Des formules imprimées seront remises à cet effet aux médecins, aux directeurs d'écoles et aux secrétaires de Mairie, afin de permettre la rédaction rapide, uniforme et complète de ces documents.

ARTICLE VII

Les médecins-inspecteurs examineront les enfants afin de s'assurer d'abord si tous sont vaccinés, ensuite s'ils n'ont pas quelque infirmité (surdité, myopie, etc.) exigeant des précautions spéciales à l'école, enfin s'ils ne sont pas atteints de quelque maladie contagieuse ou transmissible qui pourrait mettre en péril la santé des autres élèves ou de la population.

ARTICLE VIII

Ils prescriront le renvoi provisoire de l'école ou de l'asile des enfants reconnus atteints d'affections contagieuses.

Les enfants ainsi expulsés momentanément dans un but d'intérêt général, ne seront réadmis à fréquenter l'école que sur la présentation d'un certificat de guérison et d'innocuité, certificat émanant d'un médecin-inspecteur.

ARTICLE IX

Les médecins chargés en commun de l'inspection médicale d'une école feront ensemble la première visite et le premier rapport, afin de se mettre d'accord sur les modifications à réclamer dans les locaux scolaires et leurs accessoires, vestiaires, cabinets et fosses d'aisance, mobilier, etc., sur les préceptes à formuler en matière d'aération, de chauffage, d'éclairage, de balayage, etc. ; sur la durée des isolements à fixer pour chaque genre de maladie, et sur les mesures de désinfection qu'il impose; et généralement sur toutes questions au sujet desquelles des divergences de vue pourraient ensuite amener des conflits, des retards ou des malentendus funestes.

ARTICLE X

En cas de contamination grave d'une école, les médecins inspecteurs réclameront la fermeture de celle-ci: elle sera soumise à une désinfection complète suivant les procédés indiqués, et ne pourra être réouverte qu'après les délais qu'ils auront fixés.

Ils s'assureront en même temps, avant de laisser rentrer à l'école les enfants atteints, que leurs vêtements ont été détruits ou soigneusement désinfectés.

Mais ils n'oublieront pas que la fermeture des écoles est une mesure bien préjudiciable aux intérêts des enfants et des familles, et qu'elle s'impose assez rarement, si l'isolement et la désinfection ont été pratiqués avec soin dès les premiers cas de maladies contagieuses.

ARTICLE XI

Les médecins-inspecteurs sont autorisés, s'ils le jugent utile, en temps d'épidémie surtout, à faire des visites plus fréquemment que ne le demande l'article 4. Et si l'Administration ne peut promettre de récompenser pécuniairement ce surcroît de travail, elle croit néanmoins pouvoir compter sur le zèle des médecins qu'elle connait de longue date et qu'ils n'ont jamais marchandé dans les services d'intérêt public.

VI. — DISCUSSION DU PROJET

Tels sont, mes chers collègues, les principes fondamentaux qui nous paraissent devoir être consacrés par le règlement sur le service d'inspection médicale des écoles.

Vous me permettrez d'ajouter ici quelques réflexions afin de répondre par avance aux objections que pourraient faire naître certains passages de ce projet.

A propos de l'article 1, vous avez discuté sur le droit d'appliquer aux écoles privées, comme aux écoles publiques, le principe de l'inspection médicale. Quelques-uns ont fait remarquer que si l'autorité municipale avait ce droit, l'autorité préfectorale n'était peut être pas aussi bien armée pour décréter l'application de cette mesure dans un département tout entier. Or le texte de la loi du 30 octobre 1886 est formel : il lève tous les scrupules à cet égard, et c'est pourquoi j'ai répété ce texte dans l'article 1.

J'y ai ajouté ces mots « et les écoles maternelles », parce que ce sont bien des établissements d'enseignement primaire, que rien ne semble devoir les faire exclure, et que l'inspection y est encore plus indispensable qu'ailleurs.

Dans l'article 2, j'ai demandé, suivant votre avis, la participation de tous les médecins au service.

Pourquoi ?

1º Parce que, quand il s'agit de nos droits et de nos devoirs envers la société, nous sommes de fanatiques égalitaires, l'expérience nous ayant appris, qu'entre nous médecins, la hiérarchie inutile, la distinction des rôles, ne sont que des sources de conflits, dont tout service aurait à souffrir.

2º Parce que l'inspection médicale de toutes les écoles est une charge tellement lourde qu'il faut la répartir entre tous, sous peine de la rendre imparfaite, inefficace par conséquent, et de plus très onéreuse pour les budgets appelés à en faire les frais. Elle n'est possible que suivant la méthode indiquée par la circulaire ministérielle déjà citée, c'est-à-dire à condition d'être faite par *tous les médecins au cours de leurs tournées de clientèle.*

L'article 3 consacre le principe d'une organisation départementale plutôt que purement communale. C'est le seul moyen de mettre à couvert le Maire, l'Instituteur et le Médecin, contre les reproches et les récriminations aussi faciles qu'injustes, que leur prodiguerait l'ignorance des électeurs et des familles. C'est le seul moyen de placer le service au-dessus des fluctuations d'opinion, de le soustraire au caprice des municipalités parfois très changeantes.

Mesure générale ainsi appliquée à tout le département, l'inspection médicale perdra cette allure tracassière qu'on lui reproche quand elle est organisée dans une seule commune. Chacun s'y soumettra d'abord, l'approuvera ensuite, et finalement s'y attachera quand un bon fonctionnement en aura démontré l'importance.

Elle donnera toute satisfaction, comme le service d'Assistance publique, installé sur les mêmes bases, le fait aujourd'hui.

L'article 4 établit l'obligation d'une visite de l'école dans chaque période de dix jours. Ce n'est que suffisant et mieux vaudrait peut-être toutes les semaines, car en dix jours une épidémie aurait le temps de naître et de se développer. Mais si l'on réfléchit que les instituteurs auront désormais l'œil attentif à ce danger et seront chargés de prévenir le médecin de tout cas suspect, on peut s'en contenter. Cela permet d'économiser le quart de la dépense sans grand danger de nuire aux intérêts de l'hygiène. Rappelons à ce sujet que dans les villes où on avait cru pouvoir adopter la visite par mois ou par quinzaine, on est revenu à la période décadaire ou hebdomadaire.

Les autres articles du projet qui délimitent le champ d'inspection des médecins à l'école et établissent les mesures de précaution qu'ils peuvent avoir à faire prendre, sont du domaine purement technique et ne diffèrent en rien de ce qui se fait ailleurs : il n'appellent donc aucune observation spéciale.

Mais je dois dire que si l'on veut faciliter la tâche des médecins et des instituteurs, il y aurait lieu de remettre à ceux-ci des extraits du règlement, destinés à être affichés dans l'école, et distribués dans les familles. Cette sorte de propagande préparerait fort bien le terrain aux réformes hygiéniques qu'un avenir prochain ne manquera pas d'amener puisqu'elles sont soumises à cette heure au Parlement, et qui seront d'une application difficile au début dans un public qui n'en aura pas appris l'importance. Nos idées en matière de respect de la liberté individuelle sont assez étroites en France ; il faut apprendre à chacun que cette liberté a pour limites le danger qu'elle fait courir dans certains cas au voisin et à la Société. Il n'y a pas d'hygiène publique possible sans cette notion préliminaire.

VII. — CONSÉQUENCES BUDGÉTAIRES DU PROJET

Ce travail serait terminé, mes chers Collègues, si vous ne m'aviez pas chargé de déterminer dans quelles conditions de rétribution pécuniaire le corps médical pouvait accepter le lourd fardeau de l'inspection des écoles.

J'avais à concilier ces trois choses : 1° nécessité de vous accorder un minimum de rémunération en rapport avec la modestie habituelle de vos exigences, c'est-à-dire le strict indispensable ; 2° souci de bien proportionner cette rémunération aux services rendus ; 3° préoccupation de ne pas obérer le budget départemental d'une part, ni d'autre part les budgets des communes.

Le système suivant, fort analogue à celui qui nous fut dernièrement proposé dans l'organisation du service d'hospitalisation régionale des indigents, m'a paru après bien des recherches, réaliser mieux que tout autre les conditions voulues. En voici les éléments et les résultats approximatifs.

Le prix de chaque visite dans les communes ayant moins de *cent* habitants serait de *deux* francs. Ces communes étant généralement éloignées de la résidence des médecins, il est impossible de descendre au-dessous de ce prix.

Il augmenterait ensuite de 50 centimes par *cent* habitants dans les communes qui n'atteignent pas le chiffre de 1,000.

Il serait fixé à 12 francs pour les communes dont le chiffre de la population est compris entre 1,000 et 1,500; à 13 francs entre 1,500 à 2,000; à 15 francs entre 2,000 et 3,000; à 16 francs entre 3,000 et 4,000; à 18 francs entre 4,000 et 5,000.

D'autre part le département viendrait en aide aux communes de la façon suivante :

Il donnerait :

90 0/0 de la dépense aux communes au-dessous de 100 habitants
85 0/0 — — — 200 —
80 0/0 — — — 300 —
75 0/0 — — — 400 —
70 0/0 — — — 500 —
65 0/0 — — — 600 —
60 0/0 — — — 700 —
55 0/0 — — — 800 —
50 0/0 — — — 900 —
45 0/0 — — — 1,000 —
30 0/0 de la dépense aux communes de 1,000 à 1,500 habitants
25 0/0 — — 1,500 à 2,000 —
20 0/0 — — 2.000 à 3,000 —
15 0/0 — — 3,000 à 4,000 —
10 0/0 — — 4,000 à 5,000 —

On laisserait en dehors de la subvention les communes ayant plus de 5,000 habitants, mais en stipulant que le prix de la visite des médecins ne saurait être moindre de 25 francs dans ces villes.

Ce système créérait au département une charge de 55,000 francs environ ; le reste, à peu près 45,000 fr. devant échoir aux budgets communaux.

Nous ne croyons pas qu'à l'heure actuelle il y ait lieu de demander à l'Administration départementale et aux communes un sacrifice plus grand ; mais d'autre part il est de mon devoir de vous avertir que la rémunération de chacun de vous n'est que juste suffisante, car il sera très exceptionnel que la moyenne de nos visites atteigne 5 francs par commune, et 2 fr. 50 par école. Vous aurez donc, mes chers Collègues, si vous adoptez ce système, à faire appel une fois de plus à votre esprit d'abnégation et de désintéressement. Je n'hésite pas à vous en prier, avec l'espoir qu'au prochain *âge d'or*, on saura vous tenir compte de vos efforts du présent.

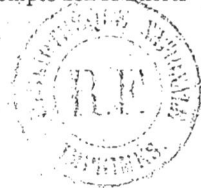

Meulan, le 29 Juin 1893.

Dʳ JEANNE.

346

Meulan. — Imp. L. Delatour. F. Roger successeur

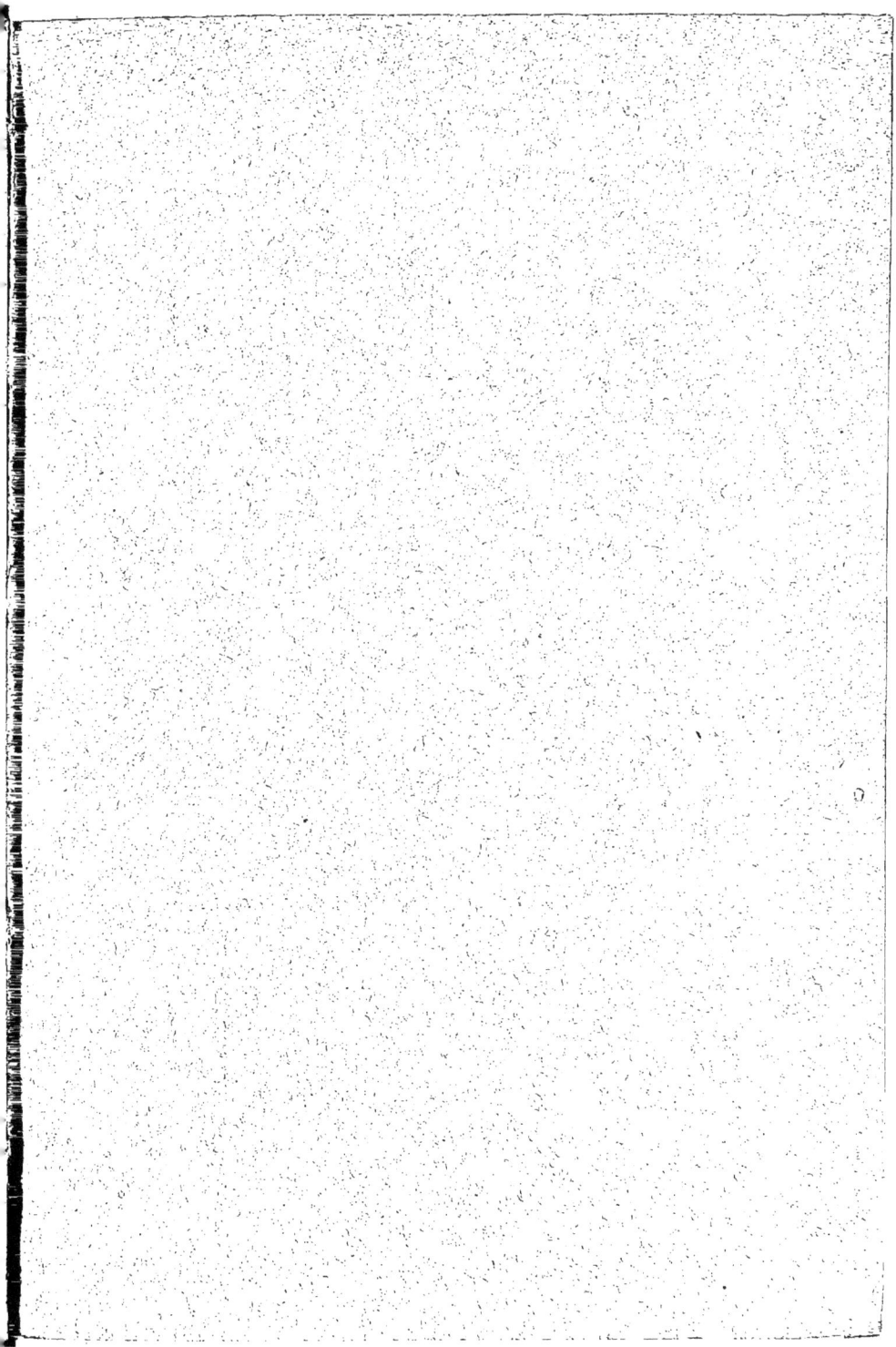

www.ingramcontent.com/pod-product-compliance
Lightning Source LLC
Chambersburg PA
CBHW032300210326
41520CB00048B/5766